EAUX MINÉRALES

DE LA

SAVOIE

BRIDES — SALINS — LA BAUCHE — CHALLES
AIX — MARLIOZ — SAINT-SIMON — COISE — SAINT-GERVAIS
LACAILLE — EVIAN ET AMPHION — CHAMONIX

PAR

M. Lévy, ingénieur des mines à Chambéry,
Et MM. les docteurs Philbert, Desprez, Ordinaire, Cazalis, Macé,
Bonjean, Dubouloz, Bertier, Berthet, Duchosal.

Prix : 50 centimes

PARIS
IMPRIMERIE DUVAL, 26, RUE D'ARCET
1880

EAUX MINÉRALES

DE LA

SAVOIE

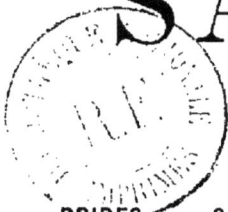

BRIDES — SALINS — LA BAUCHE — CHALLES

AIX — MARLIOZ — SAINT-SIMON — COISE — SAINT-GERVAIS

LACAILLE — EVIAN ET AMPHION — CHAMONIX

PAR

M. Lévy, ingénieur des mines à Chambéry,
Et MM. les docteurs Philbert, Desprez, Ordinaire, Cazalis, Macé.
Bonjean, Dubouloz, Bertier, Berthet, Duchosal.

PARIS

IMPRIMERIE DUVAL, 26, RUE D'ARCET

1880

EAUX MINÉRALES

DE LA

SAVOIE

Les eaux minérales de la Savoie, au point de vue de la minéralisation comme au point de vue de la genèse et du mode d'émission, se divisent en trois principaux groupes :

1º Les eaux alcalines, calciques ou ferrugineuses ;

2º Les eaux sulfureuses ;

3º Les eaux chlorurées.

Celles du premier groupe émergent le plus souvent des terrains tertiaires ou quaternaires, quelquefois des éboulis qui recouvrent les massifs de roches primitives.

Elles paraissent se former dans les mêmes conditions que les eaux de source ordinaire, par des infiltrations d'eaux de pluie à l'affleurement des couches imperméables qui constituent leurs lits et sur lesquelles on vient les capter soit par des réservoirs, soit par des puits.

Quant à leur minéralisation, elle s'explique

aisément par l'action dissolvante et chimique que ces eaux, chargées d'acide carbonique, exercent sur les débris de roches primitives disséminés dans les terrains quaternaires et sur les matériaux ferrugineux qui abondent dans les molasses tertiaires.

Toutes les eaux de cette catégorie sont froides, ce que leur origine superficielle et leur trajet souterrain à de faibles distances de la surface rendent aisé à prévoir.

Les eaux du deuxième groupe émergent, comme les précédentes, des terrains dans lesquels elles paraissent se minéraliser, des calcaires néocomiens ou jurassiques.

Elles se rattachent, en général, à la présence de failles qui font l'office de grands réservoirs naturels dans lesquels s'accumulent les eaux de pluie ou de neige fondue provenant de l'amont. C'est à ces réservoirs, qui jouent le rôle de véritables régulateurs, que s'alimentent les sources minérales qui naissent dans le voisinage.

L'abondance des matières organiques dans les terrains calcaires de la Savoie, où l'on rencontre des parties imprégnées de bitume, et la présence, dans les mêmes terrains, de sulfate de fer provenant lui-même de l'oxydation des pyrites, donnent la clef de leur minéralisation ; tout le monde connaît les effets de la réaction des matières organiques sur les sulfates, soit la production de l'hydrogène sulfuré.

Dans les mêmes conditions naissent les sources chlorurées; mais celles-ci se minéralisent non plus dans les terrains calcaires, mais dans les terrains triasiques, près ou au sein desquels elles émergent. Les dépôts de sel marin qui existent dans ces terrains fournissent à ces eaux leur élément minéralisateur caractéristique. Les imprégnations ferrugineuses des quartzites, la présence de schistes argilo-ferrugineux et du gypse dans ces terrains expliquent également la richesse de quelques-unes de ces eaux en fer.

LÉVY,

Ingénieur des mines à Chambéry. (1)

BRIDES-LES-BAINS (Savoie)

La station de Brides est située dans le département de la Savoie, à 5 kilomètres de Moutiers, chef-lieu d'arrondissement de ce département. On y arrive en remontant, depuis Chamousset, la vallée de l'Isère. L'altitude est de 570 mètres au-dessus du niveau de la mer. La température moyenne de l'été y est de 16 à 20° Réaumur. L'établissement et les maisons

---

(1) Ces quelques lignes ne sont que le résumé très-court d'un travail que M. Lévy a présenté à l'Institut. *(Note de l'éditeur.)*

d'habitation sont situés sur le bord d'un torrent et
abrités des vents du nord et du midi par des montagnes couvertes de vignes et de sapins. Les promenades dans les bois y sont faciles et agréables, et
il y a de très-belles excursions à faire sur les glaciers
environnants. M. Lefort, dans son rapport de 1874 à
l'Académie, s'exprime, sur les eaux de Brides, de la
façon suivante :

« Ce qui caractérise singulièrement ces eaux, c'est
l'union officinalement inimitable des propriétés purgatives et toniques. Cette double action favorise les
sécrétions et la circulation du tube digestif et de ses
annexes, sans débiliter comme on le ferait avec des
purgatifs salins répétés, et, au contraire, en excitant
la reconstitution par l'appétit qu'on provoque sans
altérer le sang et la nutrition comme avec les eaux
alcalines et les carbonates sodiques. »

Les eaux de Brides contiennent, par litre, 5 gr.
907 de différents sels purgatifs, tels que les sulfates
de soude, de magnésie et de chaux et du chlorure de
sodium. Elles possèdent, en outre, une quantité de
fer assez notable pour leur donner la saveur styptique. La température de l'eau à la source est de
35° centigrades. Les bains peuvent donc être pris
sans qu'il soit nécessaire de refroidir ou de faire
chauffer l'eau. C'est là un grand avantage, car on
est sûr que la minéralisation n'est pas changée par
le refroidissement ou la chaleur artificielle. Ces eaux,
à petite dose, agissent sur la muqueuse stomacale,
favorisent la sécrétion du suc gastrique; elles sont
donc indiquées dans la dyspepsie saburrale ou pituiteuse. Par les sels neutres qu'elles contiennent, elles
neutralisent l'acidité du suc gastrique et font disparaître le pyrosis.

Elles agissent sur le foie en augmentant la sécrétion de la bile, aussi sont-elles employées, avec beaucoup de succès, dans le cas où le fonctionnement de cet organe est gêné, principalement dans les coliques hépatiques. Il en est de même pour les coliques néphrétiques; elles favorisent l'expulsion des calculs rénaux. La congestion produite du côté des intestins par la purgation qu'elles procurent diminue l'afflux sanguin du côté des centres nerveux.

Prises à petite dose, elles sont toniques. Elles excitent les voies digestives; le fer qu'elles contiennent favorise la reconstitution des globules rouges, aussi sont-elles très-favorables aux anémiques.

A la dose de 4 ou 5 verres, les eaux de Brides produisent un effet purgatif qui les rend précieuses dans le traitement de la pléthore abdominale et de l'obésité.

Depuis plusieurs années, cette dernière maladie est l'objet d'une cure spéciale à Brides. Les résultats obtenus sont aussi satisfaisants que ceux des stations allemandes sans avoir recours à des procédés aussi rigoureux. M. le professeur Gubler, dans son traité des cures hydriatiques, a fait remarquer que l'alimentation insuffisante entrait, pour une grande part, dans les résultats obtenus dans les stations d'outre-Rhin.

A Brides, les malades mangent à leur appétit; mais le régime alimentaire est surveillé.

Les malades atteints de constipation opiniâtre se trouvent généralement guéris par l'usage de ces eaux.

Elles ont aussi une action marquée sur l'utérus et ses annexes. Dans l'aménorrhée, la dysménorrhée, les engorgements du corps et du col et dans la leu-

çorrhée elles donnent d'excellents résultats. Les
bains de Brides agissent comme les alcalins, ils dis-
solvent le vernis gras qui est sur la peau, et favorisent l'hématose cutanée.

On trouve dans l'Etablissement tout ce qui est dé-
sirable : salles de bains, piscines, douches de toutes
espèces, étuves à air sec.

Le voisinage des eaux de Salins-Moutiers appelées « eaux de mer thermales » est un grand avantage pour ces deux stations.

On peut alterner, combiner l'emploi des deux
eaux. Aussi obtient-on des résultats excellents chez
tous les sujets chez lesquels la nutrition se fait mal,
tels que lymphatiques, rachitiques, scrofuleux.

En résumé, ces deux stations se prêtent un mu-
tuel concours qui est favorisé par leur proximité,
car elles ne sont distantes que de 4 kilomètres.

Dr E. PHILBERT,
Inspecteur des eaux de Brides-les-Bains.

SALINS (Savoie)

Situé dans un des plus beaux sites de la Savoie,
dont le plus petit coin mérite la visite du touriste,
Salins, que l'on confond trop souvent avec son ho-
monyme du Jura, est un petit village de la Tarentaise, sur les bords du Doron, à 1,500 mètres de
Moutiers et à 4 kilomètres de Brides, où résident la
plupart des baigneurs désignés pour Salins. Son altitude au-dessus du niveau de la mer est de 490
mètres, la température estivale moyenne y est de

+ 22° c. Un vent quotidien vient tempérer la chaleur du jour.

L'eau minérale sort d'un rocher calcaire au milieu du village, à huit mètres au-dessous du sol de la vallée; elle est limpide et laisse dégager de nombreuses bulles d'acide carbonique; sur son passage elle laisse un dépôt ocreux très-abondant, dans les conduits on trouve des conferves d'un joli vert. A la source, sa température est invariablement de + 35° c. Elle marque environ 2° à l'aréomètre de Beaumé. Son odeur est légèrement pélasgienne, sa saveur est salée et amère, mais non désagréable; les enfants en général s'y habituent parfaitement; du reste, sa température et le gaz qu'elle contient la rendent très-digestible. M. Gubler constate que, non-seulement elle a une supériorité incontestable pour l'usage interne, mais que c'est la seule en France, de cette catégorie, qu'on puisse faire absorber. Inutile de faire remarquer toute l'importance de cette observation.

Les eaux de Salins sont à la fois chlorurées-sodiques, ferrugineuses, iodurées, arsenicales et fortement lithinées; elles contiennent plus de 16 gr. de principes minéralisateurs par litre; elles sont chargées d'acide carbonique, elles sont thermales, et enfin elles ont un débit assez considérable pour permettre de donner des bains à eau courante : telles sont les qualités qui les mettent à la tête de toutes les eaux similaires, et qui leur font faire chaque année des cures si remarquables. Leur supériorité est si évidente, qu'elle est immédiatement signalée par les baigneurs qui ont fait dans d'autres stations des cures antérieures, et qui n'avaient nulle part éprouvé la sensation de bien-être que produit l'immersion dans ces eaux à la fois si vivantes et si vivifiantes; du reste, elle est constatée par tous les hydrologues qui en ont parlé : MM. Gubler, Rotureau, Melier, Tresal, Laissus, Girard de Cailleux.

Ces eaux sont toniques et reconstituantes; aussi, parmi les affections qui en sont justiciables, nous mettrons au premier rang toutes celles où dominent l'anémie, l'atonie et la débilité sous toutes ses formes; elles fortifient, en effet, avec une énergie et une rapidité extraordinaires.

Elles stimulent vivement la circulation, mais surtout la circulation blanche, le système ganglionnaire. C'est pour cela qu'elles sont résolutives; c'est ce qui leur donne une action si énergique dans le lymphatisme et la scrofule, ces deux affections qui, depuis quelques années surtout, envahissent les jeunes générations et semblent chaque jour s'étendre davantage. Aussi nos eaux constituent-elles la vraie mer pour les enfants et les personnes délicates qui réagissent difficilement, et qu'on ne peut sans danger immerger dans l'eau froide. Que d'enfants viennent chaque année fréquenter nos hydropoles, et quelle satisfaction de voir ces petits êtres pâles, chétifs, souffreteux, à vraie figure de cire, comme on en voit tant dans les villes, changer presque à vue d'œil et reprendre, de jour en jour, force, vigueur, embonpoint!

La scrofule est modifiée d'une façon merveilleuse dans toutes ses manifestations, même les plus profondes et les plus graves, et nous pouvons dire hautement que, grâce à Salins, bien des membres ont repris leurs fonctions, beaucoup d'opérations ont été évitées et beaucoup d'existences conservées.

Sur les dermatoses chroniques, sèches ou humides,

les eaux de Salins ont une influence très-marquée, surtout quand Brides fournit aussi son concours; enfin elles possèdent, ainsi que beaucoup d'autres eaux excitantes, le privilége de décéler l'existence d'une syphilis larvée et de favoriser sa guérison.

Notre halopège stimule fortement le système nerveux; aussi obtient-on d'excellents résultats dans les affections nerveuses de toute nature, depuis celles qui tiennent à une simple faiblesse nerveuse et que l'on confond trop souvent avec de l'excitation, jusqu'à la paralysie elle-même, quelle qu'en soit la cause, pourvu que toute tendance inflammatoire ait disparu. Je ferai même observer que, dans ce dernier cas, Salins a sur ses similaires, telles que Balaruc, Bourbonne, La Motte, etc., une supériorité incontestable. Non-seulement, en effet, dans les paralysies torpides exemptes de tout phénomène irritatif, la stimulation nerveuse y est plus puissante encore, mais le voisinage de Brides, dont l'action décongestionnante est si énergique, permet d'attaquer les hémiplégies et les paraplégies beaucoup plus tôt après l'accident cérébral ou médullaire qui les a produites, et par conséquent avec beaucoup plus de chances de succès. Mais les malades doivent se faire diriger et être surveillés de près par le médecin, sous peine de s'exposer aux accidents les plus graves.

L'action des eaux de Salins sur les organes génito-urinaires est très-marquée et résulte soit de leur effet sur le système nerveux et sur la circulation, soit de la tonicité qu'elles produisent dans tout l'organisme; aussi obtient-on d'excellents résultats : chez l'homme, dans les cas d'impuissance et de pertes séminales, et chez la femme, dans les

cas d'aménorrhée, de dysménorrhée et de leucorrhée.
Il y a en outre, chez les deux sexes, une maladie
bien désagréable, qui devient une véritable infir-
mité et dont les traitements ordinaires ne peuvent
souvent avoir raison, c'est l'incontinence d'urine;
nous obtenons, dans ces cas-là, des cures complètes.

Enfin nous avons, contre les affections utérines,
des ressources que l'on ne connait pas assez. M'étant
beaucoup occupé de ces maladies, je puis dire que
non-seulement les eaux de Salins sont aussi actives
que toutes celles où la mode envoie cette clientèle,
mais que là encore le voisinage de Brides, leur per-
mettant de répondre à toutes les indications, leur
donne une supériorité incontestable. Le traitement
doit en effet s'adresser soit à l'état général, cause dé-
terminante de la maladie, soit à l'état local; or, les
causes générales sont : la chlorose, l'anémie, le lymphatisme, la scrofule, l'herpétisme ou la syphilis,
toutes affections puissamment combattues par une
cure à Brides-Salins. Quant à l'état local, l'état con-
gestif et la tendance inflammatoire sont très-sérieu-
sement modifiés par le traitement de Brides; l'état
torpide disparaît à Salins, qui amène aussi la réso-
lution des engorgements utérins et péri-utérins avec
une rapidité très-grande. Ne sont-ce pas là les éléments d'une médication complète?

D'après ce que nous venons de dire, on comprendra que nos sources aient la réputation de guérir la
stérilité, celle-ci, quand elle est curable, étant le résultat des affections que nous venons de mentionner,
ou de la polysarcie, contre laquelle Brides offre de
grandes ressources.

Dans le traitement du rhumatisme et de la névral-
gie, lorsqu'il n'y a pas trop de tendance à l'acuité,

elles donnent de bons résultats, surtout quand ces
affections sont compliquées d'herpétisme, de scrofule ou d'anémie. Les eaux de Salins, grâce à la li-
thine qu'elles contiennent, sont souvent un précieux adjuvant des eaux de Brides dans le traitement de la goutte chronique.

Enfin, disons en terminant que nos eaux réussissent dans plusieurs affections dites chirurgicales.

Le traitement doit varier comme forme et comme
durée dans chaque cas qui se présente, et le médecin
peut seul en être juge; dans certains cas il faudra
faire deux cures la même année, avec un intervalle
plus ou moins long.

Quant au moment préférable pour la cure, il est
subordonné à la température; cependant, pour ce
qui concerne nos stations, je dois dire que les baigneurs ont le tort de venir en foule en juillet et en
août, et de négliger par trop juin et septembre, qui
sont en général fort beaux.

Terminons enfin en reproduisant une appréciation
de nos eaux faite par M. Gubler, dans son cours sur
les eaux minérales de France :

« Ces eaux ont été indignement oubliées jusqu'à ce
« jour, par un de ces torts que l'éloignement de la
« contrée qui les recèle peut seul expliquer. Ce sont
« les plus riches eaux chlorurées-sodiques qui exis-
« tent. Ni l'Espagne, ni l'Italie, ni même l'Alle-
« magne, qui se glorifie de Kreusnach, de Hom-
« bourg, de Manheim, de Kissingen, ne peuvent
« en fournir d'aussi précieuses. Toutes leur sont
« inférieures. Température élevée, minéralisation
« concentrée, gaz en dissolution, quantité déversée
« chaque jour, tels sont les caractères supérieurs
« qui leur valent le premier rang parmi les eaux

« chlorurées-sodiques, et leur assurent un glorieux
« avenir. Injustes jusqu'ici par l'oubli que nous en
« avons fait, sachons aujourd'hui réparer notre tort
« et reconnaître tout le prix qu'elles ont le droit de
« nous réclamer. »

Dr **L. DESPREZ,**

Médecin aux Eaux de Brides et de Salins.

LA BAUCHE (Savoie)

La Bauche est une charmante commune, admirablement située à 500 mètres au-dessus du niveau de la mer, sur le versant d'une haute et majestueuse montagne, couronnée de forêts de sapins, à 5 kilomètres *des Echelles.*

L'air qu'on y respire est d'une grande pureté, les promenades sont variées et pittoresques ; les hôtels, bien tenus, représentent le luxe et le confort si appréciés des touristes et des baigneurs.

Les eaux de la Bauche, éminemment ferrugineuses, découvertes il y a quelques années à peine, par M. le comte Crotti de Costigliole, ou plutôt par le directeur actuel, M. Reverchon-Chamussy, sont aujourd'hui, au premier rang parmi leurs congénères (1). Elles se conservent indéfiniment en bouteilles sans subir la moindre altération.

D'après l'analyse, l'eau de la Bauche est *protoferrée,*

---

(1) La *Reine du fer,* située dans l'Ardèche, près Asperjoc, contient 0,397 de carbonate de protoxyde de fer, tandis que la Bauche n'en renferme que 0,17, et est beaucoup moins gazeuse.

(Note de l'éditeur.)

bicarbonatée, crénatée, hyposulfitée, alcaline et *ammo-niacale.*

Deux propriétés remarquables distinguent cette eau : elle est aussi digestive que reconstituante, et convient à tous les estomacs débiles, à toutes les maladies causées par un appauvrissement du sang, à tous les cas de chlorose et d'anémie, sa principale qualité étant de reconstituer le globule sanguin.

Elle est agréable à boire, malgré sa forte proportion en protoxyde de fer.

La visite de la Bauche est le complément de celle de la Grande-Chartreuse ; et c'est en revenant de ce monastère si pittoresquement situé, que nous avons séjourné plusieurs jours à la Bauche. Nous avons pu, comme docteur-médecin, constater par nous-même les qualités et les effets de ces eaux si puissamment ferrugineuses. Si la Bauche est le complément de la Chartreuse, elle en est le contraste le plus saisissant.

Autant la Chartreuse étonne par son aspect sauvage, autant la Bauche ravit par ses panoramas délicieux.

Dr ORDINAIRE.

CHALLES (Savoie)

Challes a pris rang désormais parmi les stations sulfureuses les plus importantes de la France.

Sa source n'a été découverte qu'en 1841, par le docteur Domenget. Les premières analyses de M. Ossian Henry et de M. Bonjean en signalèrent aussitôt la riche et précieuse minéralisation. Les analyses

récentes de M. Garrigou et de M. Wilm ont définiti-
vement établi que *Challes est de toutes les eaux sulfurées sodiques la plus riche qui soit aujourd'hui connue, et la plus iodurée et bromurée aussi de toutes les
eaux sulfureuses.*

Cette richesse exceptionnelle d'éléments sulfurés
apparaît nettement dans ce tableau comparatif,
dressé par M. Garrigou, de la teneur en soufre des
principales eaux sulfurées françaises :

Challes contient, par litre..	0.1972	de soufre, équiv. à 0.4788	de monosulfure de sodium
Saint-Boès..............	0.0533	—	0.130	—
Enghien...............	0.0434	—	0.106	—
Luchon (Bayen)..........	0.0291	—	0.071	—
Barèges (Rambous).......	0.0164	—	0.040	—
Eaux-Bonnes (Vieille)......	0.0086	—	0.021	—
Cauterets (César)........	0.0077	—	0.019	—

M. Wilm, dans son analyse faite en 1878, au laboratoire de M. le professeur Würtz, a trouvé même
une quantité plus considérable encore de sulfure de
sodium ; il en a trouvé, par litre, 0 gr. 513.

Un litre d'eau de Challes contient donc environ
cinquante centigrammes de sulfure de sodium ; et cependant, si chargée qu'elle soit, cette eau nous paraît, dans la plupart des cas, plus facilement sup-
portée et moins excitante que les eaux similaires
des Pyrénées.

Mais cette eau si richement complexe contient
encore, parmi ses principes minéralisateurs les plus
précieux pour la thérapeutique, 1 centig. environ
par litre d'iodure de sodium, 0,15 centig. de chlorure
de sodium, et 1 gr. de bicarbonate de soude.

Cette abondance de sels alcalins dans l'eau de
Challes la fait très-facilement digérer, et explique
son action favorable dans quelques affections de

l'estomac, même dans des cas de gravelle et certaines maladies des voies urinaires.

Une minéralisation pareille annonce nécessairement une puissante action thérapeutique. Les sulfures, les iodures, les bromures et les chlorures de sodium, et aussi les carbonates de sodium, de calcium et de magnésium, unissent ici leurs propriétés médicinales, et l'on comprend combien, par exemple, sera précieuse dans le traitement de la scrofule une eau qui contient presque tous les principes employés séparément, d'ordinaire, contre cette maladie diathésique.

La première des indications thérapeutiques des eaux de Challes sera donc le traitement des *affections scrofuleuses : affections scrofuleuses de la peau et des muqueuses; affections scrofuleuses plus profondes, comme les ostéites chroniques.* Toutes les manifestations de la diathèse trouvent dans les eaux de Challes une des médications certainement les plus rationnelles et les plus sûres qu'on leur puisse opposer; et en Savoie et à Lyon, où ces eaux sont depuis longtemps expérimentées et devenues presque populaires, un grand nombre de médecins en ont même fait, surtout dans la médication des enfants, comme un succédané de l'huile de foie de morue.

A fortiori, ces eaux seront très-actives encore contre le *lymphatisme,* et certaines formes d'*anémie* ou la *chloro-anémie,* qui souvent se trouvent beaucoup moins bien de la médication ferrugineuse que d'un traitement sulfureux, joint aux cures d'air et de soleil.

L'eau de Challes, comme eau sulfurée et iodurée forte, conviendra parfaitement aussi aux *syphilitiques* affaiblis ou cachectiques, surtout à la seconde

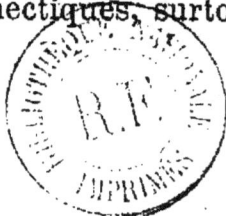

et à la troisième période de la maladie, et mieux encore si la syphilis s'est venue enter sur la scrofule ou sur le lymphatisme.

Dans les *affections chroniques et rebelles de la peau*, si la dermatose n'est pas très-irritable, mais surtout si le malade est d'une constitution scrofuleuse ou d'un tempérament lymphatique, les eaux de Challes sont parmi les plus efficaces que nous connaissions.

L'eau de Challes est devenue, dans le traitement *des maladies chroniques des voies respiratoires (pharyngites, coryzas chroniques, laryngites et bronchites)*, la rivale des eaux de Cauterets ou des Eaux-Bonnes.

Sa richesse de minéralisation la rendra plus active qu'aucune autre en applications locales. On comprend aisément que pour les gargarismes, les douches locales, les irrigations et les pulvérisations, il y ait tout intérêt à choisir l'eau la plus chargée d'éléments sulfureux; mais la combinaison des principes sulfurés nous paraît être, dans les eaux de Challes, beaucoup plus fixe que dans les eaux similaires des Pyrénées. J'attribue à cette propriété leur qualité singulière d'être certainement, en la plupart des cas, beaucoup moins excitantes que leurs rivales des Pyrénées, et de ne pas produire sur l'appareil pulmonaire les réactions violentes et si fréquentes ailleurs, dues sans doute à un dégagement trop abondant et trop rapide du gaz sulfhydrique aux stations surtout où les eaux sont chaudes. Quelle que soit la valeur de cette théorie, il est un fait certain : c'est, que parfaitement supportées, elles sont d'une efficacité bien connue dans la *bronchite chronique,* et aussi dans les cas de *tuberculose,* où le soufre et l'iode sont nettement indiqués.

Nous signalerons encore, parmi les maladies qui

sont heureusement traitées par ces eaux sulfurées sodiques fortes, iodo-bromurées, l'*ozène*, affection qui, du reste, comme le *coryza chronique,* se rattache au lymphatisme ou à la scrofule; *certains catarrhes chroniques de l'estomac; des catarrhes aussi de la vessie et des organes génito-urinaires; certaines affections des organes génitaux chez la femme, comme les métrites torpides, les lymphites périutérines et la leucorrhée.*

Comme eau iodurée, l'eau de Challes compte de nombreux succès dans le traitement des *goîtres,* parenchymateux surtout. Elle peut rendre aussi de grands services dans le *mercurialisme* et le *saturnisme,* par la combinaison à la fois du soufre et de l'iode avec le mercure ou le plomb.

Elle nous paraît aussi l'un des adjuvants les plus précieux de la médication mercurielle; elle ne permet pas au mercure, en effet, de s'accumuler dans l'organisme, et, excitant les divers émonctoires, s'éliminant par la peau, les muqueuses et les reins, elle semble contribuer en même temps et à l'élimination du virus et à celle du médicament.

Les contre-indications de l'eau de Challes sont celles de toutes les eaux sulfureuses, et aussi de la médication iodurée.

L'eau de Challes est froide, la température de la source est de 13°; elle n'est décomposée qu'à une température assez élevée, ce qui lui permet de rester sans altération à la température des bains chauds. Grâce à sa minéralisation vraiment exceptionnelle, on peut obtenir à Challes, dans le traitement balnéaire, toute la gamme des sulfurations. Il suffit, pour l'établir, de se rappeler qu'un litre d'eau de Challes équivaut à 30 litres des Eaux-Bonnes, à 22 de

Cauterets, à 16 de Barèges, à 12 de la Bassère, à 11 de Luchon (source Reine), et à 7 de Cadéac.

L'eau de Challes, bien embouteillée et parfaitement à l'abri de l'air, peut rester indéfiniment sans altération. Cette stabilité la rend propre à l'exportation, et cette exportation s'accroît pour elle et s'étend tous les jours.

Challes possède depuis trois ans, sur l'emplacement de sa source, un établissement parfaitement aménagé, avec cabinets de bains, avec salles d'inhalation, comme à Marlioz et à Allevard, salles de pulvérisations chaudes et d'irrigations, et à l'établissement est annexée encore une salle très-complète d'hydrothérapie.

Challes est situé à trente minutes de Chambéry, dans une des plus belles vallées de la Savoie; le fond de cette large et riche vallée, qui continue celle du Grésivaudan, est fermé par les Alpes du Dauphiné, couronnées de leurs glaciers et de leurs neiges.

Les promenades sont nombreuses aux environs de Challes. Ce sont, quelques-unes d'abord, des promenades familières aux baigneurs d'Aix : c'est le lac du Bourget, ce sont les excursions à la Grande-Chartreuse, les ascensions au Nivolet, à la Dent-du-Chat, au Signal, au Mont-Joigny ou au Granier; ce sont les promenades dans l'admirable vallée de l'Isère ou dans celle du Grésivaudan, rendues faciles par le voisinage du chemin de fer, qui se bifurque à l'extrémité de la vallée de Challes en deux lignes, celle d'Italie et celle de Grenoble.

Les voyageurs, pour se rendre à Challes, doivent s'arrêter à Chambéry, dont la station n'est qu'à trois quarts d'heure de l'établissement.

Chambéry, sur la ligne de Modane, est, on le sait,

à onze heures de Paris, à trois heures de Genève,
à cinq heures de Lyon, à une heure et demie de
Grenoble, et à huit heures de Turin.

Dʳ HENRY CAZALIS,
Médecin-inspecteur des eaux de Challes.

AIX-LES-BAINS (Savoie)

Outre les vertus curatives de ses eaux, l'heureuse
situation d'Aix, véritable point d'intersection entre
la France, la Suisse et l'Italie, n'a pas peu contribué
à sa prospérité qui s'est rapidement accrue, surtout
depuis le percement du Mont-Cenis. Au lieu de 8,000
visiteurs, qu'indiquait, en 1870, la liste des étrangers, elle en indique aujourd'hui 17,000, dont 5,000
Anglais. Le nombre des médecins a presque doublé
depuis 1870 (1).

Aix est aujourd'hui l'étape préférée, où ceux qui
vont de France en Italie ou *vice versâ*, aiment à
faire la grande halte. En 12 heures, on va de Paris à
Aix sans changer de wagon; on s'y trouve à 8 heures
de Turin, à 4 heures de Lyon, à 3 heures de Genève,
à 2 heures d'Annecy, à 1/2 heure de Chambéry. Un
service de bateau à vapeur vous transporte d'Aix à
Lyon par le Rhône.

Les hôtels d'Aix ont une réputation européenne

---

(1) D'après leur ordre d'inscription sur le tableau de l'établissement, les noms des médecins d'Aix sont les suivants: Davat, Bertier
père, Guilland père, Vidal, Forestier, Gaillard, Dardel, Brachet,
Blanc, Legrand, ex-chef de clinique, Macé, Petit, Pacotte, Bertier
fils, Demeaux, ex-interne, Guilland fils, Chaboud, Fresnoy, Cessens,
Folliet, Mac Roë, Monard, ex-interne des hôpitaux de Lyon, Vacary.

et la table est excellente, même dans les hôtels de second ordre, qui mettent le séjour d'Aix à la portée de toutes les bourses. Toutes les variétés de gibier figurent sur les tables d'hôte, depuis le coq de bruyère jusqu'au chamois; on y sert aussi les meilleurs poissons d'eau douce : le lavaret, la truite, l'ombre-chevalier.

Si les petits cottages et les villas ne sont pas en nombre suffisant pour les familles qui n'aiment pas la vie d'hôtel, cet inconvénient tend à disparaître, grâce aux nouvelles constructions qui s'élèvent de toutes parts.

Aix est un centre d'excursions admirablement placé (1); on part de là pour faire l'ascension du Mont-du-Chat, où la tradition prétend qu'Annibal opéra son premier passage, marchant sur Rome; d'un autre côté, en 3 heures, on gravit le sentier qui conduit au plateau du Revars qui est à 1,554 mètres d'altitude et où, tôt ou tard, s'élèvera un *sanatorium* pour la cure d'altitude ; de là on voit admirablement le Mont-Blanc, ce géant des Alpes. On part d'Aix pour visiter Annecy où l'on se rend en pèlerinage au couvent de la Visitation qui conserve les reliques de saint François de Sales, fondateur de l'ordre dont Mme de Chantal fut la première Supérieure. A Chambéry on peut faire un pèlerinage d'un autre genre en allant visiter les Charmettes, où Rousseau passa ses plus beaux moments en compagnie de Mme de Warrens. On va visiter encore le monastère de la Grande-Chartreuse où se fabrique la liqueur si connue; les gorges du Fier, une belle horreur de

(1) Pour plus amples détails, consulter le *Vade-mecum* du docteur Forestier.

la nature ; la cascade de Gresy où Mme de Broc, dame d'honneur de la reine Hortense, tomba dans le torrent et s'y noya pour avoir refusé de mettre sa petite main blanche dans la main calleuse que lui tendait un paysan. Sur les bords du lac, séparé d'Aix par la charmante colline de Tresserve, on trouve le château de Bourdeau que G. Sand a pris pour théâtre de son roman philosophique *Mlle La Quintinie ;* la poétique abbaye de Haute-Combe, le Saint-Denis, le Westminster des rois de Sardaigne ; le château de Chatillon qui a donné naissance à un chef de la chrétienté et où Lamartine reçut l'hospitalité chez un vieux gentilhomme, M. de Chatillon qui, poète à ses heures, par la lecture d'un poème, *Mon Lac et mon Château,* provoqua Lamartine à écrire cet hymne mélodieux qui s'appelle *Le Lac.* Le lac du Bourget, sur les bords duquel on vous montre la grotte de Raphaël, évoquera toujours désormais, par l'association des idées, le nom du chantre d'Elvire, comme le lac de Genève évoque le nom de Rousseau.

Le lac du Bourget est célèbre à un autre point de vue : en gardant enseveli, pendant des siècles, dans la profondeur de ses eaux les précieux débris d'un âge préhistorique, ce lac nous a révélé les secrets de la vie lacustre ; comme le Vésuve, par les cendres sous lesquelles il a enseveli Pompéi, par la lave dont il a enveloppé Herculanum, nous a révélé les choses de la vie Romaine.

La Savoie, chère à ceux qui y sont nés, le devient, dit Joanne, à ceux qui la traversent. Parlant des charmes de ce pays, Ruskin s'extasie sur le *pure and uninterrupted fullness of mountain character.*

La Savoie est la grâce alpestre, a dit V. Hugo ; elle

est moins grandiose, mais plus coquette que la Suisse, dont elle semble être une expansion en France. Grande analogie entre les deux pays au point de vue géologique : le sol y est constitué comme en Suisse par le terrain néocomien dans le groupe crétacé. En Savoie, ce sont les mêmes lacs, les mêmes montagnes, c'est la même faune qu'en Suisse; les habitants montrent le même esprit d'indépendance. La flore est celle des contrées plus méridionales.

Le crâne du Savoyard est brachicéphale; il m'a toujours frappé par l'effacement de la bosse occipitale et par l'écartement des temporaux, ce qui tend à lui donner une forme sphérique très-favorable, du reste, au cubage cérébral. Il est certain, en effet, que les Savoyards ne le cèdent en rien aux autres races qui peuplent le sol français et que l'on peut dire d'eux ce que Tite-Live disait des Allobroges leurs ancêtres : « *Jam indè nullâ gallicâ gente opibus aut famâ inferior.* »

Anthropologiquement, le Savoyard se rapproche de l'Auvergnat et du Breton, et ces trois races se distinguent par leur attachement pour le sol qui les a vu naître.

Aix est à 272 mètres au-dessus de la mer. Son climat est réputé pour sa salubrité et l'air y aurait des propriétés sédatives. J'ai ouï dire que le docteur Lombard, de Genève, envoyait à Aix des femmes nerveuses pour leur faire retrouver le calme et le sommeil.

L'atmosphère d'Aix, au dire d'un médecin anglais, le docteur Francis, est surtout convenable pour les maladies de poitrine; mais, en juillet et août, les Anglais trouvent le climat *too much relaxing* et préfèrent se rendre à notre station au commencement ou à la fin de la saison.

Une autre cause d'attraction pour cette ville d'eaux, c'est son Casino, un des plus beaux de l'Europe. Est-ce question de tradition ; le tact et l'habileté des administrateurs y sont-ils pour quelque chose ? Toujours est-il que l'on est sûr de rencontrer dans ses salons le cachet du bon ton, le parfum de la bonne compagnie. L'orchestre y est composé des meilleurs artistes Italiens, et, comme si cela ne suffisait pas encore, un autre cercle, le *Grand-Cercle d'Aix*, organisé sous les meilleurs auspices, a transformé le jardin de la *Villa des Fleurs* en un centre de nouvelles distractions. L'orchestre de la Villa compte plus de quarante musiciens qui jouent, l'après-midi, dans le jardin. La *Villa* l'emporte par son théâtre, le *Casino* par ses salons de danse ; ici c'est Terpsichore, là c'est Melpomène qui tient le sceptre, et Plutus favorise les deux établissements.

Grâce à l'initiative du comte Lepic, Aix possède un Musée où des collections lacustres nous fournissent sur les populations préhistoriques des renseignements aussi positifs que les documents sur lesquels H. Martin et A. Thierry ont écrit les premières pages de notre histoire. Aix atteste que ses thermes furent construits *sub proconsule Sextio ;* on découvre, au Musée et en dehors du Musée, les traces de cette filiation Romaine qui semble constituer, pour une ville d'eau, ses quartiers de noblesse.

Avant la conquête, vers l'an 54, les sources d'Aix étaient déjà connues sous le nom d'*Aquæ Allobrogum,* elles s'appelèrent ensuite *Aquæ Domitiæ, Aquæ Gratianæ ;* puis, plus tard, comme si toute épithète était inutile pour ces eaux par excellence, on les a tout simplement appelées *les eaux*. Le mot Aix, en effet, comme Acqui, Agde, Aigues, Ax, n'est que l'altération du mot latin *aquæ*, les eaux.

Si bons juges en fait de sources minérales, les Romains ne pouvaient manquer d'apprécier les eaux Allobrogiennes ; comme, d'autre part, ils n'oubliaient jamais leurs divinités, on devait trouver et on a trouvé dans les substructions, sur lesquelles repose Aix, un bain Romain avec ses accessoires et un temple élevé à Diane ou à Vénus. On suppose que l'Arc de Campanus, qui se dresse sur la place des Bains, devait être l'entrée des thermes antiques.

Après la chute de l'empire d'Occident, la vieille cité de Sextius, détruite par les Barbares, reste ensevelie dans l'oubli jusqu'à la fin du XVe siècle, époque à laquelle les anciens thermes durent être restaurés, car alors, au dire du médecin Cabias, « les princes de Savoie prenaient beaucoup de délices dans les bains d'Aix », et Henri IV, étant venu visiter ce lieu, « s'y baigna l'espace d'une heure avec grand plaisir et contentement. »

C'est à un prince de Savoie, à Victor-Amédée III, que revient l'honneur d'avoir bâti, en 1772, le palais thermal d'Aix qui, dès le principe, fut très-convenablement outillé. On est surpris que pas une inscription ne rappelle les titres de ce prince à la reconnaissance des malades. Si, au lieu de bâtir un *sanatorium* à Aix, Victor-Amédée III y eût gagné une bataille et fait tuer beaucoup d'hommes, il aurait là sa statue. Je me permettrai de faire remarquer à MM. les édiles que cette statue ferait assurément un meilleur effet sur la place des Bains que celui produit par la fontaine, d'un goût douteux, qui se dresse en face de l'édifice thermal.

Cet édifice, agrandi sous Napoléon III, est encore insuffisant pour sa clientèle et va être complété par l'addition de deux ailes.

Mac-Pherson (1) dit qu'il n'existe probablement pas de bains sulfureux où l'arrangement soit plus complet qu'à Aix. En effet, la chute naturelle de l'eau, sa thermalité, la multiplicité, la variété et l'amplitude des douches, font que ces bains occupent le premier rang pour les applications de l'hydrothérapie thermale. Salles d'inhalation, de humage, douches locales, pharyngiennes, nasales, etc., rien ne manque de ce qui constitue un outillage balnéaire complet, et à l'excellente organisation des douches de vapeur et d'eau minérale, s'ajoute un service thermal des mieux compris.

L'établissement hydrique est alimenté par deux sources: l'une dite de soufre, l'autre dite d'alun, qui fournissent près de 7,000,000 de litres dans les 24 heures et permettent de subvenir aux exigences de 4,000 applications hydrothérapiques par jour (2).

Le point d'émergence des sources thermales et celui de l'eau froide utilisée pour les opérations balnéaires étant bien au-dessus de l'établissement, la pression hydrique résulte tout naturellement de cette différence de niveau et permet d'avoir des douches avec une pression variant de deux à vingt mètres.

La composition chimique des sources diffère peu

(1) *Baths et Wells of Europe*.

(2) Des sources minérales de France, Aix est celle dont le débit est le plus considérable. Viennent ensuite: Dax, 4,000,000 de litres; Salins et Evian, chacune 3,000,000; les Escaldas, dont les trois sources en débitent 3,000,000; Bains (Vosges), 2,000,000, et Gréoulx, 1,700,000.

comme le prouve l'analyse de précision faite par Wilm en 1878, et celle d'essai que vient de faire, tout récemment, le docteur Garrigou; celle-ci indiquant les éléments simples de l'eau, celle-là leurs combinaisons probables.

ANALYSE DE L'EAU D'AIX RAPPORTÉE A UN LITRE

Acide sulfurique. — Non dosé à cause de l'oxydation du principe sulfuré dans l'eau qui a été envoyée au laboratoire du Dr Garrigou.

	SOURCE d'Alun	SOURCE de Soufre
	GR.	GR.
Acide carbonique combiné	0.0638	0.0732
— silicique	0.0192	0.0183
— nitrique	traces à peine sensibles	
Chlore	0.0159	0.0160
Iode	tr s-net	traces sens.
Soude	0.0637	0.0654
Potasse	assez abondante	
Lithine	très-nette	
Chaux	0.1343	0.1428
Strontiane	très-nette	
Magnésie	0.0378	0.0364
Alumine	0.0007	0.0019
Fer	0.0004	0.0007
Manganèse	traces nettes	
Plomb	—	
Cuivre	—	
Arsenic	—	
Matière organique	quantité notable, etc.	
Résidu total pesé directement	0.3954	0.5038

ANALYSE FAITE PAR M. WILM

	SOURCE de Soufre	SOURCE d'Alun
Température	45°5	44°6
Hydrogène sulfuré libre	3mgr37 à 4mgr 13	3mgr74
Soufre à l'état d'hyposulfite	3mgr84	3mgr60
Gaz acide carbonique	47cc 15	44cc 58
	(ou 0gr 0932)	(ou 0gr 0882)
Azote	13cc 03	12cc 5
Carbonate calcique	0.1894	0.1623
— magnésique	0.0105	0.0176
— ferreux	0.0010	0.0008
Silice	n	0.0175
Total du dépôt par ébullition	0.2009	0.1982

Silice..................................	0.0479	0.0365
Sulfate de chaux......................	0.0928	0.0810
— de magnésie.....................	0.0735	0.0493
— de soude......................	0.0327	0.0545
— d'alumine	0.0081	0.0003
Chlorûre de sodium	0.0300	0.0274
Phosphate de chaux.....:.............	0.0076	traces
Total des principes restés dissous.............	0.2916	0.2461
Total des principes fixes dosés................	0.4925	0.4443

SOURCE DE SOUFRE	SOURCE D'ALUN

Matières organiques. — Très-variable.

Lithine......	traces ...	traces..............	
Potassium...	douteux...	douteux.............	
Strontium...	douteux...	0.0050	douteux.............	0.0095
Iode.......	douteux...	traces..............	

Matière organique ou barégine des eaux d'Aix.

La barégine d'Aix, séchée à 100°, laisse 50 % de cendres, composées, pour 100 parties, de :

	Silice........................	37.41
	Alumine......................	4.87
	Oxyde de fer.................	10.00 environ
Matières non dosées..	Chlorure, acide	
	Sulfurique acide.............	11.76
	Carbonique.................	
	Magnésie....................	Peu
	Iode.......................	Nul
		100

Quelle est la résultante des effets produits par les divers éléments que contiennent les sources d'Aix? Calmantes par leur hydrogène sulfuré, excitantes par leur thermalité, alcalinisantes par leurs sels cal-caires, magnésiques, sodiques, émollientes par leurs principes organiques, elles apportent en dernière analyse à l'économie un stimulant pour la circula-tion, pour les fonctions de la peau et des muqueuses, d'où, comme effet final, une désassimilation plus grande, et, comme corollaire, une rénovation molé-culaire plus active.

Ces sources sont stimulantes, non par leur minéralisation qui, due surtout à l'hydrogène sulfuré, leur apporterait, au contraire, des propriétés calmantes, mais par leur thermalité, par la pression et la percussion hydrique, par le massage, par l'emmaillotage, par la sudation plus ou moins prolongée, en un mot par cet ensemble de moyens employés comme adjuvants de l'action thermo-minérale et qui constituent ce qu'on peut appeler la *médication d'Aix*. Assurément les eaux d'Aix, malgré leur faible minéralisation, ont des vertus intrinsèques indéniables, et qui se trahissent chez les personnes qui se bornent à prendre des bains, mais le *modus faciendi*, l'artifice de l'emploi, vient ajouter à cette action naturelle ou la modifier.

Le massage est un des éléments les plus importants de cette médication ; il vient s'ajouter à la douche, qui n'est rien moins qu'un massage par l'eau. Qu'elle soit simplement opérée par l'eau ou tout à la fois par l'eau et par la main exercée du doucheur, la pression exercée sur les surfaces articulaires ou sur les masses musculaires, aura pour effet d'accélérer la marche de la molécule sanguine dans les canaux circulatoires, d'augmenter partout la quantité de sang qui, dans un temps donné, doit parcourir les vaisseaux capillaires, et, comme conséquence, de multiplier les phénomènes de la combustion organique.

La médication d'Aix sera employée dans toute sa rigueur ou atténuée suivant les cas.

Ayant à sa disposition l'hydrothérapie thermale, le médecin peut convertir l'action naturellement stimulante de l'eau en une action sédative ou perturbatrice, suivant le procédé hydrothérapique employé. Un grand nombre de malades s'imaginent que la cure d'Aix doit être en raison directe de l'activité des moyens balnéatoires, de la vigueur du massage, du nombre des douches, de la quantité d'eau absorbée. Aussi, n'est-il pas toujours aisé de retenir le baigneur dans les limites du traitement qui lui convient, et de lui faire comprendre que l'on guérit par l'opportunité des moyens employés, et non par la violence de leur application.

C'est surtout au docteur baron Despine que revient le mérite d'avoir fait ressortir les inconvénients de l'usage trop exclusif de la stimulation thermale à outrance et de lui avoir substitué, avec grand avantage, dans bien des cas, l'emploi de l'hydrothérapie thermale.

L'ancienne école d'Aix, qui pouvait quelque peu mériter le reproche de recourir à une médication un peu uniforme, fut, dès lors, remplacée par une nouvelle école, celle en vigueur aujourd'hui.

C'est sur des nuances, qu'il faut savoir observer, que reposent les indications : s'il est greffé sur un tempérament lymphatique et scrofuleux, le rhumatisme se prête volontiers à la stimulation thermale appliquée, de prime-abord, dans toute sa rigueur.

Cette stimulation thermale peut être appliquée d'emblée au rhumatisme qui a débuté par une période aiguë déjà loin, à la goutte atonique, mais ne convient point dans la goutte subinflammatoire, ni dans les cas où le rhumatisme est compliqué de nervosisme.

Le massage énergique qui convient dans les engorgements articulaires atoniques, dans le rhumatisme musculaire, où il s'agit de décongestionner la fibre musculaire gorgée de sang et devenue plus rouge (Cruveilhier), ne conviendrait point dans la goutte chronique subinflammatoire, qui réclame, au contraire, un massage très-doux et longtemps continué.

Tantôt la douche peut être donnée avec toute la pression hydrique; tantôt, au contraire, elle sera réduite à un simple arrosage; tantôt elle sera appliquée directement sur la partie malade; tantôt, au contraire, à titre révulsif, loin de la partie affectée, etc.

On comprendra, après cela, combien les éléments à considérer dans l'application de la cure thermale d'Aix sont multiples. Chez l'arthritique soumis à la stimulation spéciale d'Aix, on constate, au bout de quelques jours, que les urines, même s'il n'a pas bu un verre d'eau minérale, décèlent une augmentation d'urée et d'acide urique, preuve évidente de l'action désassimilatrice produite sur l'économie. Disons, en passant, que l'uroscopie fournira de précieux renseignements pour la graduation de la cure et que, suivant la nature des urines, suivant qu'elles contiendront plus ou moins d'urates, on saura si l'on doit augmenter, modérer ou suspendre la stimulation thermale.

De ce que cette médication thermale imprime une activité plus grande à la rénovation moléculaire des tissus, on peut induire qu'elle sera utile toutes les fois que l'économie étant viciée dans la profondeur de ceux-ci, il faudra en renouveler la trame. La clinique vient confirmer l'induction théorique et démontrer que c'est surtout à la cure de l'arthritisme, de la syphilis, de la scrofule, que cette médication est applicable. Grâce à leur stimulus, nos sources conviennent chaque fois qu'il faut ranimer la vitalité affaiblie, reconstituer l'état dynamique général.

« Les eaux d'Aix, dit Patissier, sont administrées avec tant d'habileté, sous toutes les formes, qu'elles réussissent dans beaucoup de maladies qui ont déconcerté les gens de l'art et qui paraissent n'offrir aucune chance de guérison. »

C'est dans la cure du rhumatisme, de la goutte et de leurs dérivés : paralysies, névralgies, fausses ankyloses, etc., que triomphent ces eaux.

Elles réussissent dans toutes les variétés du rhumatisme; mais elles guériront plus facilement telle forme que telle autre. Ainsi, par exemple, le rhumatisme chronique, succédant à l'état aigu, guérira plus facilement que le rhumatisme chronique d'emblée, que le rhumatisme musculaire. Nous devons reconnaître que telle forme rhumatismale guérira mieux ailleurs qu'à Aix; ainsi Néris conviendra mieux pour le rhumatisme nerveux, Plombières pour le rhumatisme viscéral, Ussac et Bagnères-de-Bigorre dans certaines névralgies rhumatismales.

De même qu'on a distingué les fièvres d'Afrique, eu égard à la thérapeutique spéciale qu'elles renferment, on pourrait, jusqu'à un certain point, distinguer, d'une façon générale, les *rhumatismes d'Angleterre et des pays humides*, eu égard à l'efficacité toute spéciale des thermes d'Aix dans la cure de ces affections.

Dans le *Dictionnaire des Eaux minérales,* on met en doute l'utilité d'Aix contre la goutte. C'est une erreur contre laquelle protestent les médecins anglais qui dirigent tous les ans vers nos sources un très-grand nombre de goutteux. Comment des eaux qui excitent la sécrétion cutanée, expulsant par cet émonctoire des matières acides, tandis que par les reins elles font sortir l'acide urique, ne conviendraient-elles pas dans la goutte, surtout étant donnée la possibilité de combiner à l'usage externe de ces eaux l'usage interne des eaux de Challes et de Marlioz, alcalines et légèrement diurétiques?

Cette trinité hydrologique fait aussi merveille dans le traitement de la scrofule et de la syphilis et dans les accidents consécutifs à ces diathèses.

Une excitation franche et de bon aloi est-elle indiquée, faut-il aviver un trajet fistuleux, faciliter la sortie d'un séquestre, exciter en les pétrissant les organes abdominaux? la médication d'Aix sera éminemment propre à produire ces effets. Et l'on conçoit que, stimulée par cette médication jusque dans son innervation nutritive, ayant une activité assimilatrice plus grande, l'économie se trouvera merveilleusement préparée à la réceptivité de l'action modificatrice des eaux bromo-iodurées de Challes et de Marlioz.

Grâce à nos sources, on peut dévoiler l'existence de la syphilis, aider à l'action du spécifique, tout en prévenant la salivation, et réussir souvent dans certains cas où les spécifiques ordinaires ont échoué.

Dans un ouvrage consciencieusement écrit, *Aix-les-Bains et ses Thermes*, le docteur Berthet déplore que les eaux d'Aix aient été détournées du véritable but thérapeutique qui leur a été assigné par la nature et qui, selon lui, est la cure des maladies de poitrine. Sans discuter cette affirmation, nous ferons remarquer que, si la foule des rhumatisants et des goutteux se rend à nos thermes, tandis que celle des phthisiques se rend à Eaux-Bonnes et au Mont-Dore, il doit y avoir à cela de bonnes raisons. Il nous arrive bien des malades qui souffrent des voies respiratoires; mais ceux-ci sont bien moins à destination d'Aix-les-Bains qu'à destination de Marlioz, véritable succursale d'Allevard. Ce n'est point la réclame qui a appelé le rhumatisant à Aix, attendu que l'Etat, propriétaire de ces thermes, est trop grand seigneur pour battre la caisse. Si donc les arthritiques arrivent à Aix de tous les points du globe, c'est qu'ils y sont envoyés par d'autres qui y ont laissé leurs douleurs et souvent aussi leurs béquilles. C'est donc l'expérience qui a désigné Aix, non pas comme le *sanatorium* du phthisique, mais de l'arthritique.

D'après le docteur Despine, les maladies cutanées seraient celles qu'Aix compterait en plus grand nombre après les affections rhumatismales. Je crains qu'on ne s'exagère l'efficacité de ces eaux dans les maladies de peau. Il y a, je crois, une distinction à faire ici : Aix guérit les dermatoses liées à l'arthritisme, à la scrofule, à la syphilis, mais n'est point aussi efficace contre celles qui sont indépendantes de ces diathèses. J'ai vu des psoriasiques, qui eussent guéri à Royat, à la Bourboule, faire macérer inutilement leur peau dans nos bains.

Les eaux d'Aix sont contre-indiquées s'il y a disposition apoplectique, grande prostration, maladie organique du cœur. La contre-indication est formelle pour les affections cardiaques anciennes; mais si les néophasies d'origine rhumatismale déposées sur l'endocarde sont de date récente, elles peuvent être résorbées par l'action des eaux avec autant de facilité que les produits anormaux déposés dans les séreuses articulaires.

Dᵣ MACÉ,

Médecin aux eaux d'Aix et de Marlioz.

―――――

MARLIOZ (SAVOIE)

Le Christophe Colomb de la source de Marlioz est un Espagnol, le chevalier de Gimbernat, savant chi-

miste, membre de l'Académie des Sciences de
Munich et auteur de plusieurs travaux scientifiques
parmi lesquels nous signalerons ses études sur la
barégine qu'il considérait comme une substance
organique ayant le caractère des oscillaires et qu'il
appela pour cette raison zoogène thermal.

Le ruisseau sulfureux de Marlioz, en suivant la
pente de la colline vers la vallée, trahissait bien la
nature de ses eaux par l'odeur sulfhydrique, et aussi
par l'enduit blanchâtre qu'il déposait sur les pierres
ou sur les herbes qu'il rencontrait sur son passage.
Mais, à part quelques paysans des environs, goîtreux, scrofuleux ou herpétiques, que l'empirisme
conduisait sur les bords de ce ruisseau, il n'était pas
autrement connu. Dans ses pérégrinations autour
d'Aix, le chevalier de Gimbernat fit la découverte de
cette source sulfureuse jusque là négligée, bien que
sa richesse sulfurique soit à celle d'Aix presque
comme 30 est à 4. C'était en septembre 1822, vers la
fin de la saison thermale d'Aix; le savant chimiste,
qui était venu à ces thermes pour y guérir un acné
rebelle, allait partir comme il était venu, en conser-
vant les boutons qui lui couvraient le visage et
surtout le front. Avant de partir, il eut l'idée lumi-
neuse de faire usage de l'eau de Marlioz, et bientôt
les horribles boutons qui le défiguraient disparu-
rent. Dans l'enthousiasme de sa reconnaissance,
le chevalier Gimbernat donna à la petite fontaine
qui laissait serpenter ses eaux à travers les herbes
de la prairie, le nom de *Source d'Esculape*. Bien
qu'un peu prétentieuse, cette dénomination lui est
restée.

« Cette source sulfureuse froide, disait Gimbernat
au colonel Chevillard, est le complément de celles

d'Aix; elle deviendra précieuse pour l'art de guérir lorsqu'on l'emploiera convenablement, et, par la suite des temps, on verra les environs bâtis par les étrangers faisant usage de cette eau. L'humanité vous devra beaucoup si vous faites arranger une fontaine, en faisant creuser et suivre le fil de cette eau, qui, prise intérieurement et extérieurement, serait de la plus grande utilité pour toutes les maladies de la peau, quelles que fussent leurs causes. » (Extrait du livre de souvenirs du colonel Chevillard.)

Si la reconnaissance envers de Gimbernat eût été aussi vive que celle de ce savant envers l'eau de Marlioz, il y a longtemps qu'un marbre reproduisant les paroles de Gimbernat rappellerait ses titres à notre reconnaissance (1).

Un premier établissement très-rudimentaire, recouvert de chaume, fut construit à Marlioz, en 1857. Il fut remplacé, en 1860, par l'édifice qui se dresse aujourd'hui si coquettement sur le penchant de la colline. Le pronostic de Gimbernat commence à se vérifier : des cottages se bâtissent sur la route d'Aix à Marlioz, et ce village, qui était le Passy d'Aix, en sera bientôt un faubourg. — Des omnibus partant toutes les demi-heures font, en sept minutes, le trajet entre les deux stations. Marlioz a une altitude de 266 mètres. — Température de l'eau: 14° c. (54° F.).

Un litre (mille grammes) d'eau sulfureuse de Marlioz, source d'Esculape, contient les matières suivantes, d'après l'analyse de M. Bonjean :

---

(1) C'est encore ce savant qui, deux ans après avoir découvert les eaux de Marlioz, fut le premier à étudier les gaz qui s'échappent librement des eaux de Baden (Suisse), et indiqua la méthode à suivre pour administrer ces bains de vapeur gazeux.

PRINCIPES GAZEUX OBTENUS PAR ÉBULLITION

	CENT. CUBES
Acide sulfhydrique libre...............................	6.70
— carbonique (1)................................	4.64
Azote..	9.77

PRINCIPES FIXES

	Sels anhydres	Sels cristallisés
	GR.	GR.
Acide silicique (silice)...........................	0.006	
Sulfure de sodium...............................	0.067	0.204
Carbonate de chaux..........	0.186	
— de magnésie....... tous primitivement	0.012	
— de soude......... à l'état de bi-	0.040	0.099
— de fer........... carbonates....	0.013	
— de manganèse.....	0.001	
Sulfate de soude...............................	0.028	0.043
— de chaux.................................	0.002	
— de magnésie.............................	0.018	0.028
— de fer...................................	0.007	0.010
Chlorure de magnésium.........................	0.014	0.019
— de sodium...........................	0.018	
Iodure de potassium............................	Quantité	
Bromure de potassium..........................	indéterminée	
Glairine..		
Perte	0.017	
Total...............	0.429	

Le docteur Bonjean, de Chambéry, essayant l'eau de Marlioz sur lui-même, a constaté qu'elle alcalinise les urines, les privé de leurs principes colorants et de leur mucus. Il a constaté de plus que l'alcalinité ne se borne pas aux urines, mais s'étend à la transpiration et aux sécrétions.

Prise en boisson, l'eau d'Esculape agit sur l'innervation comme les sulfureuses en général ; mais cette eau, prise à certaine dose, a de plus une action congestive sur le cerveau, action que j'ai constatée sur

---

(1) Cette quantité d'acide carbonique obtenue par ébullition provient et de l'acide libre et de l'acide qui constituait à l'état de bicarbonates, en les rendant solubles, les carbonates de chaux, de magnésie, de fer et de manganèse.

moi-même et qui doit être attribuée au fer et au manganèse.

Prise en bain à 34°, l'eau de Marlioz produit sur le cœur et le poumon une sédation facile à constater et plus accusée que dans le bain tempéré ordinaire. En même temps, par la glairine, elle calme l'irritation cutanée.

Le malade qui respire dans les salles d'inhalation de Marlioz l'hydrogène sulfuré, dont l'action sédative se trouve augmentée par l'azote et l'acide carbonique, place son poumon dans la situation nécessaire à tout organe malade, c'est-à-dire qu'il le met au repos. Le cœur dont les battements sont ralentis enverra aux poumons une moindre quantité de sang dans un temps donné.

Si le malade est catarrheux, il trouve là l'acide carbonique préconisé par Hufeland comme moyen de diminuer et faciliter l'expectoration. Les sels alcalins répandus dans l'atmosphère concourent aussi à ce résultat en fluidifiant les matières mucoïdes et albuminoïdes qui obstruent les tuyaux aériens.

Quelques personnes éprouvent au début, dans les salles d'inhalation, une sorte d'ivresse passagère ; sur d'autres, cette atmosphère médicamenteuse produit un effet soporifique indépendant de la température, car je l'ai vu se produire en septembre aussi bien qu'en juillet.

Excitante par le soufre, l'iode et le fer, calmante par le bromure de potassium et les gaz sulfhydrique, carbonique et azote, calmante pour la peau par la glairine, altérante par ses principes iodés, directement tonique par ses sels de chaux, de fer, de manganèse, et indirectement par l'action réorganisatrice de l'iode sur le ganglion lymphatique, l'eau de

Marlioz paraît être, avant tout, sédative et reconstituante. C'est là la note qui me semble dominer dans
la gamme des effets produits.

Quoi qu'en dise le chevalier de Gimbernat, je ne
crois pas cette eau également bonne pour toutes les
maladies de peau. Possédant l'agent pathogénétique
de l'acné, elle guérit cette dermatose, elle guérit
celle greffée sur la syphilis et la scrofule, mais se
montre beaucoup moins efficace contre la dermatose
liée à l'arthritis ou à l'herpétis.

Bien que sédative, l'eau d'Esculape réussirait moins
bien dans la phthisie franche, essentielle, gréthique,
que dans la phthisie torpide ; elle guérirait moins
bien l'asthme essentiel que celui lié à la bronchorrée,
moins bien les affections du parenchyme pulmonaire
que celle de la muqueuse pulmonaire.

Tous les ans la source d'Esculape voit augmenter
sa clientèle d'un grand nombre de chanteurs, d'ac-
teurs, d'avocats, de *clergymen* et autres qui, obligés
par profession d'imprimer à leurs cordes vocales des
vibrations fortes et multipliées, se sont fatigué la
voix. Suivant Petrequin, l'action de Marlioz est
surtout remarquable et pour ainsi dire spéciale
dans les affections chroniques de la muqueuse des
voies respiratoires (laryngite, phthisie laryngée,
catarrhe chronique). « C'est là, dit-il, que leur
triomphe paraît surtout éclater. »

L'analyse chimique de l'eau de Marlioz et les résultats de la clinique appellent vers la buvette
d'Esculape le lymphatique, le scrofuleux, le rachitique, le goîtreux et le syphilitique.

Les succès de cette eau dans le rachitisme s'expliquent, car, outre le brome et l'iode qui agissent par
leur action spécifique, nous trouvons dans l'eau

d'Esculape une certaine quantité de chaux propre à transformer les phosphates alcalins en phosphates calcaires, agent d'activité assimilatrice, propre aussi à durcir le squelette du rachitique.

Le succès de la source d'Esculape dans la syphilis justifie cette affirmation de Petrequin et Socquet :

« Les eaux iodurées salines et surtout iodurées et sulfurées, comme Marlioz, Challes, Bondonneau, Krankenheil, etc., nous paraissent, en général, les mieux appropriées au traitement des accidents syphilitiques tertiaires. »

Les eaux sédatives réussissant dans les affections utérines, Marlioz devait convenir et convient en effet dans ces affections. — Dans sa thèse, le docteur Berthier cite le cas remarquable d'une malade ayant des fongosités utérines avec pertes de sang continuelles, et qui, après avoir été traitée sans succès par Nélaton, après avoir recouru sans succès aux eaux de Luxeuil, puis à celles de Saint-Sauveur, fut guérie par les eaux de Marlioz.

Dr MACÉ.

SAINT-SIMON (Savoie)

A vingt-cinq minutes d'Aix, sur la route de Genève, se trouve une source minérale dont les eaux sont très-usitées à Aix : Saint-Simon, source magnésienne alcaline d'une température de 20° cent. et pouvant fournir 200,000 litres en vingt-quatre heures. — Cette eau est conseillée avec succès dans les affections gastriques à l'état inflammatoire chronique, dans les maux d'estomac de nature nerveuse, pour combattre la formation de l'acide urique dans les complications goutteuses et rhumatismales.

Dr BONJEAN,
Pharmacien à Chambéry.

COISE (Savoie)

A 5 kilomètres de Montmélian, sur la route de Chambéry à Turin, se trouve la source de Coise, alcaline iodurée.

Elle donne 5,200 litres dans les 24 heures, à une température de 12°,5. L'analyse, faite en 1851 par M. Pyrame Morin, de Genève, y a découvert : 0 gr. 84 de bicarbonates alcalins par litre, un sel ammoniacal, une forte proportion d'iodure et de bromure alcalins, les chlorures de magnésium et de sodium, du crénate d'oxyde de fer et beaucoup de glairine. Cette eau supporte bien l'embouteillage et le transport.

Elle est fort utile dans les mauvaises digestions, les acidités de l'estomac, les constipations, le goître, les affections strumeuses, les engorgements glandulaires ou viscéraux.

Dr DUBOULOZ,
Médecin de l'hospice de Montmélian.

SAINT-GERVAIS (Haute-Savoie)

On se rend à Saint-Gervais par Genève. De cette ville partent tous les matins des voitures publiques, qui mènent en sept ou huit heures à l'établissement thermal.

Les bains de Saint-Gervais sont situés au fond d'une petite vallée qui s'ouvre dans celle de Chamounix, au pied du Mont-Blanc, et à une élévation de 600 mètres au-dessus du niveau de la mer.

Cette altitude, déjà notable, et l'atmosphère résineuse de bois de frêne et de sapin qui ombragent ce vallon, sont très-utiles au traitement.

La température moyenne, pendant les cent jours que dure la saison thermale, est de 14° cent., d'après le docteur Payen, ancien médecin de ces eaux.

La minéralisation des sources de Saint-Gervais varie entre 2 et 5 gr. ; les principes dominant dans la source de la buvette sont : le sulfate de soude (2 gr.), le chlorure de sodium (1 gr.). On y trouve encore des traces d'iode et d'arsenic ; elles sont thermales, sulfatées, sodiques. Leur température varie entre 38 et 40° c.

Ces eaux se prennent surtout en bains et en boisson.

L'emploi à l'intérieur donne lieu à deux sortes d'effets, l'*effet purgatif* et l'*effet tonique* :

1° Prises à doses massives de 6 à 9 verres par intervalles rapprochés de dix en dix minutes, elles donnent lieu à plusieurs évacuations alvines qui ne sont accompagnées d'aucune colique. L'appétit, loin d'être diminué, est augmenté dans de notables proportions. On peut donc prolonger ce mode de traitement aussi longtemps que la maladie l'exige ;

2° L'effet tonique est produit par l'eau pure en boisson à *dose altérante,* mauvais mot qui veut dire à petites doses séparées par de longs intervalles (ainsi de 4 à 6 verres espacés d'heure en heure), alors l'eau ne purge plus, elle est absorbée par la muqueuse gastro-intestinale et passe dans la circulation.

Si l'on se reporte à l'analyse de cette source, on

verra que les sels neutres dont elle se compose sont
les mèmes que ceux du sérum (ils existent en proportion un peu plus considérable dans ce dernier) :
nul doute dès lors qu'is ne puissent reconstituer la
partie aqueuse du sang.

Les eaux de Saint-Gervais agissent merveilleusement dans la diathèse dartreuse et ses diverses manifestations : l'eczéma, le lichen, l'impétigo, le
pityriasis et le psoriasis. Elles conviennent merveilleusement dans la deuxième et la troisième
période de l'eczéma. Suivant le degré de sécheresse
et l'humidité de la lésion, on donne l'eau à doses
purgatives ou à doses altérantes, et en bains dans
les deux cas. C'est l'opinion de notre savant ami,
M. Billout, inspecteur de ces eaux. Elles sont indiquées en second lieu et d'une manière certaine
pour les deux principaux éléments de la pléthore
veineuse, savoir : l'état pathologique produit par les
hémorrhoïdes et la constipation. Elles agissent sur
le premier de ces deux symptômes par une action
qu'on aurait appelée, autrefois, désobstruante, et
guérissent les douleurs qui accompagnent souvent
ce flux sanguin. Enfin ces eaux sont très-efficaces
dans les engorgements du foie et des canaux bi-
liaires.

Dr F. BERTIER,
Médecin aux eaux d'Aix-les-Bains et de Marlioz.

LA CAILLE (Haute-Savoie)

Sur la route d'Annecy à Genève, sous le gigan-
tesque pont de la Caille, dont le tablier est à
200 mètres au-dessus du gouffre qu'il franchit,

existent des sources sulfureuses, déjà connues et affectionnées des Romains. Elles ont une température de 28° cent. Leur composition n'a pas encore été assez rigoureusement déterminée pour que nous la citions; mais de nombreuses cures ont déjà appelé sur elles l'attention des médecins. L'établissement thermal est très-complet et offre une particularité digne d'être signalée, c'est que les émanations des sources pénètrent dans les chambres destinées aux malades atteints d'affections de poitrine. Cet exemple est à imiter.

Dᵣ J. BERTHET.

(Aix et ses thermes).

EVIAN (Haute-Savoie)

La petite ville d'Evian est bâtie dans une position admirable, au bord du lac de Genève, en face de Lausanne, au penchant d'une colline agréablement ombragée. La douceur de son climat, la beauté de son site et ses eaux alcalines y attirent, chaque année, beaucoup de visiteurs.

Ses eaux sont très-faiblement minéralisées, elles ne contiennent par litre que 0 gr. 255 de bicarbonate de soude, de chaux et de magnésie. L'absence de sulfate de chaux les rend très-légères à l'estomac; aussi sont-elles principalement employées en boisson. Les bains et les douches, par suite de la nécessité où l'on est de faire chauffer l'eau, sa température naturelle n'étant que de 12° cent., ne contiennent plus guère de principes minéraux.

L'eau d'Evian est un excellent diurétique dans les maladies de la vessie et des reins.

Elle remplace souvent, avec avantage, celles de Vichy et de Contrexéville.

Elle est souveraine contre certaines gastralgies que les eaux acidules ou que les toniques ne font qu'aggraver. On les a aussi employées contre la goutte et la gravelle.

A vingt minutes d'Evian, sur les bords du lac, se trouve la source ferrugineuse froide d'Amphion qui a bien perdu de sa vogue depuis que son Casino n'offre plus aux joueurs les terribles émotions de la roulette et du trente-et-quarante. *Sic transit gloria mundi !*

Dr J. BERTHET.

(Aix et ses thermes.)

CHAMONIX (Haute-Savoie)

On s'y rend de Genève en diligence.

La station minérale de Chamonix est à une altitude favorable pour un grand nombre d'états maladifs. Les sources sont sulfureuses, alcalines et sulfatées. Elles peuvent être utilisées pour tous les cas morbides dans lesquels on emploie les eaux de Saint-Gervais; leur emploi peut être étendu à presque tous les cas de maladies chroniques de l'appareil respiratoire.

Les facilités que présente la station de Chamonix, pour un établissement hydrothérapique et pour les cures par le petit-lait de chèvre, peuvent en faire une station minérale hors ligne.

Dr DUCHOSAL,
de Genève.

(Le Mont-Blanc et Chamonix, Guide du Touriste.)

AUTRES SOURCES MINÉRALES DE LA SAVOIE

La Haute-Savoie possède encore un grand nombre d'autres sources minérales.

Bornons-nous à en mentionner quelques-unes : Dans l'arrondissement de Thonon, les alcalines de Tougues, sur les bords du lac de Genève; les sulfureuses, sulfhydratées, alcalines de Saint-Jean-d'Aulph, les ferrugineuses gazeuses de Tivoli et une alcalino-calcaire bicarbonatée magnésienne, résino-bensoïque;

Dans le canton de Bonneville, les sources du Petit-Bornand, celles de Golaise, celles de Suandaz, toutes les trois athermales et sulfureuses alcalines; dans le même canton la fontaine ferrugineuse alcalino-calcaire de Mathonay;

Près de Rumilly, la fontaine ferrugineuse alcalino-calcaire de Planchamp;

Près d'Annecy, la source sulfureuse sulfhydriquée alcaline de Menthon, sur les bords enchanteurs du lac d'Annecy. Les Romains avaient là des thermes dont on trouve encore des débris. La situation exceptionnelle du petit établissement thermal de Menthon, dans un site alpestre des plus riants et des plus gracieux, l'appelle à avoir tôt ou tard une certaine importance. Non loin d'Annecy, coule aussi la source de Clermont, ferrugineuse, alcalino-calcaire, chargée en acide crénique et carbonique ;

Près du col de Morgens, les sources sulfureuses et alcalines de Chatel.

Dans la Savoie, mentionnons la fontaine ferrugineuse arsenicale de la Farette, située à deux heures d'Albertville, dans un site ravissant, d'où l'on peut admirer les vallées du Grésivaudan, d'Ugines et de la Tarantaise;

Dans l'arrondissement de Chambéry, la fontaine de Cruet, eau congénère de Marlioz; la température est la même pour ces deux sources (14°), mais Cruet a un degré sulfhydrométrique plus élevé (60°);

La source alcaline bicarbonatée arsenicale de la Boisse, à un kilomètre de Chambéry, source qui fut très-fréquentée au siècle dernier et que le docteur Carret, chirurgien en chef de l'Hôtel-Dieu de Chambéry, voudrait remettre à la mode;

La source ferrugineuse bicarbonatée magnésienne de Bois-Plan, à quelque distance de Chambéry; celle, ferrugineuse également, de Ferranche, près Chamousset;

Dans le canton de Saint-Jean-de-Maurienne, la source thermale (30°) purgative d'Echaillon, minéralisée par des sulfates terreux, des chlorures et des iodures de sodium;

Près de Saint-Jean-de-Maurienne, la source de Pontamafrey, source minérale salée froide. L'iode et le brome, le fer et l'arsenic y accompagnent le sel marin; minéralisation, 10 gr. par litre;

En Maurienne encore, la source Saint-Rémy, qu'on dit purgative.

Dans les montagnes de la Tarentaise des club-alpinistes ont encore trouvé des sources qui, par leur saveur et leur température, sont analogues à celles de Salins.

On pourrait continuer encore cette nomenclature des eaux de la Savoie, où l'on trouve plus de cinquante sources; on verrait que c'est, presque toujours, ou la minéralisation sulfureuse, ou la muriatique, ou la ferrugineuse qu'on rencontre, ce qui s'explique, étant connus les renseignements géologiques que nous fournit M. Lévy.

Dᴿ MACÉ.

(Extrait du *Guide aux Villes d'Eaux* du Dʳ Macé.)

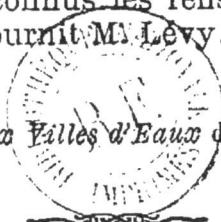